Mohammad Haddadi

O segredo do gelo e da hortelã (mentha) na quimioterapia

Mohammad Haddadi

O segredo do gelo e da hortelã (mentha) na quimioterapia

ScienciaScripts

Imprint

Any brand names and product names mentioned in this book are subject to trademark, brand or patent protection and are trademarks or registered trademarks of their respective holders. The use of brand names, product names, common names, trade names, product descriptions etc. even without a particular marking in this work is in no way to be construed to mean that such names may be regarded as unrestricted in respect of trademark and brand protection legislation and could thus be used by anyone.

Cover image: www.ingimage.com

This book is a translation from the original published under ISBN 978-3-659-59181-5.

Publisher:
Sciencia Scripts
is a trademark of
Dodo Books Indian Ocean Ltd. and OmniScriptum S.R.L publishing group

120 High Road, East Finchley, London, N2 9ED, United Kingdom
Str. Armeneasca 28/1, office 1, Chisinau MD-2012, Republic of Moldova, Europe
Printed at: see last page
ISBN: 978-620-7-63246-6

ÍNDICE DE CONTEÚDOS

O efeito da sucção de pedaços de gelo contendo extrato de menta (mentha) nas náuseas e vómitos resultantes da quimioterapia em doentes que sofrem de cancro maligno

Mohammad Haddadi

Resumo

O desenvolvimento crescente da ciência e da tecnologia em vários domínios científicos provocou alterações significativas nos domínios científicos e na estrutura da vida humana, pelo que foram encontradas numerosas soluções através destes desenvolvimentos e, subsequentemente, o ser humano deparou-se com numerosas ambiguidades e questões que requerem muitos estudos. O processo de desenvolvimento científico no século atual deve-se à experiência e aos esforços envidados por estudiosos e investigadores activos em vários domínios científicos desde há muito tempo.

Embora o desenvolvimento científico e a descoberta de factos em todos os domínios científicos devam ser aclamados, estas mudanças na saúde relacionadas com a vida humana adquiriram maior velocidade, qualidade e desenvolvimento. Numerosas doenças não tratadas no passado podem ser prevenidas, diagnosticadas e tratadas atualmente. A média de vida tem aumentado em todo o mundo. A qualidade dos alimentos e a higiene individual e ambiental estão numa situação melhor do que no passado. Apesar de todos estes êxitos significativos, a humanidade moderna sofre de doenças novas e desconhecidas que matam demasiadas pessoas em todo o mundo através de formas desconhecidas de prevenção, cuidados e tratamento, em resultado da poluição ambiental causada por vários factores. Como resultado dos efeitos negativos dos materiais químicos, os alimentos orgânicos naturais e saudáveis, sem poluição, que recebem muito mais atenção das pessoas, são produzidos atualmente em grande quantidade. Por outro lado, os agricultores tentam utilizar menos fertilizantes químicos e pesticidas para produzir melhores produtos biológicos adaptados às normas globais.

A utilização de plantas medicinais no tratamento de várias doenças tem atraído a atenção de muitos académicos e pessoas em todos os tempos. Na medicina convencional e islâmica e também nas literaturas escritas por cientistas islâmicos e iranianos, especialmente no livro "Al-Qanun" de Ibn Sina, as propriedades e o método de utilização de plantas medicinais foram mencionados em pormenor. Atualmente, as plantas medicinais são apresentadas aos clientes, para além dos medicamentos químicos, em muitas farmácias.

De acordo com as estatísticas da OMS, 80% da população mundial utiliza combinações de plantas para tratar doenças.

Hoje em dia, o cancro é um dos principais problemas de saúde e, de acordo com as estatísticas comunicadas pela OMS em 2011, as doenças cardíacas e o cancro são conhecidos como a primeira e a segunda causas de morte em todo o mundo, respetivamente.

Embora a quimioterapia seja conhecida como a forma mais comum e principal de tratamento do cancro, tem inúmeros efeitos secundários (mentais e físicos) que afectam a qualidade de vida dos doentes e os deixam nervosos.

As náuseas, os vómitos e a xerostomia resultantes da quimioterapia afectam muito a saúde física e mental dos doentes. Apesar dos avanços significativos nos métodos, na qualidade dos medicamentos e no controlo das náuseas, dos vómitos e da xerostomia, o efeito da quimioterapia tem enfrentado inúmeros desafios. O presente estudo é um ensaio clínico em que o investigador tenta diminuir os efeitos secundários e o stress mental resultantes da quimioterapia, aumentar a esperança no tratamento e ajudar a aumentar a resistência física dos doentes que sofrem de cancro da mama em quimioterapia, utilizando plantas medicinais e chupando "pedaços de gelo com extrato de menta" e "gelo sem material adicional". Os resultados do presente estudo, realizado em 2015 no "Hospital Omid" de Mashhad, na República Islâmica do Irão, mostraram os efeitos positivos da sucção de "pedaços de gelo com extrato de menta" e de "gelo sem material adicional" na prevenção de náuseas nas doentes que sofrem de cancro da mama. Espera-se generalizar os resultados do presente estudo no tratamento de outros tipos de cancro através de novos estudos futuros.

Por último, gostaríamos de agradecer ao Dr. Ganjloo e ao Sr. Tabaraee por terem orientado o investigador na realização do presente estudo.

capítulo 1

⁵

Introdução da investigação

Declaração do problema

O cancro é um importante problema de saúde nos Estados Unidos e também a nível mundial (1). De acordo com o último relatório da Organização Mundial de Saúde (OMS), publicado em 2011, o cancro é a segunda principal causa de morte a nível mundial, a seguir às doenças cardiovasculares (2 e 3). Em 2007, foram diagnosticados 1 445 000 novos casos de cancro invasivo (766 860 homens e 6 783 060 mulheres) e 559 650 (289 550 homens e 270 100 mulheres) morreram de cancro (4). Prevê-se que o número de novos casos no ano 2020 aumente de 10 milhões para 15 milhões por ano (4). A incidência de cancro no Irão é de 100 casos por 100 000 pessoas (5). De acordo com a OMS, em 2011, o cancro teve uma taxa de incidência de 12% no Irão e foi a terceira causa de morte mais comum (2). Foram utilizados vários métodos para tratar o cancro, incluindo a cirurgia, a radioterapia e a quimioterapia. A quimioterapia é um dos métodos mais importantes, mais antigos e mais comuns de tratamento do cancro (2 e 6). A quimioterapia é uma abordagem terapêutica em crescimento na maioria dos tipos de cancro e desempenha atualmente um papel importante no tratamento do cancro (7). Um curso de quimioterapia bem sucedido pode estar associado a vários efeitos secundários (físicos e mentais) (6). Está bem estabelecido que os doentes submetidos a quimioterapia experimentam uma vasta gama de efeitos secundários do tratamento que afectam a sua qualidade de vida (8 e 9). As complicações físicas incluem diarreia, tensão arterial baixa, sonolência, fadiga, dor, mucosite, obstipação, náuseas e vómitos, etc. (2 e 10). Entre estes, as náuseas e os vómitos são os efeitos secundários mais frequentes (11-13), mais desagradáveis e mais incómodos (12 e 14) (2, 15 e 16). Os vómitos e as náuseas são o primeiro e o segundo efeitos secundários mais graves da quimioterapia que afectam a vida do doente de diferentes formas, provocando medo nos doentes com cancro. As náuseas e os vómitos induzidos pela quimioterapia podem ter um efeito prejudicial na qualidade de vida dos doentes. Estes efeitos secundários podem ser perturbadores de várias formas (17).

Através da estimulação da zona quimiorreceptora (CTZ) no quarto ventrículo, bem como da estimulação do sistema digestivo e do nervo vago, a quimioterapia afecta a medula oblonga e induz náuseas e vómitos (17).

Com base no período de incidência, as náuseas e os vómitos após a quimioterapia são classificados em três categorias:

1. Náuseas e vómitos previsíveis: Antes da administração de medicamentos de quimioterapia.

2. Náuseas e vómitos agudos: Começam imediatamente com o tratamento e duram até 24 horas.

3. Náuseas e vómitos retardados: Começa 24 horas após o tratamento (2).

A maioria dos antieméticos são antagonistas dos receptores da serotonina e da dopamina que controlam as náuseas e os vómitos agudos. Apesar dos muitos avanços nos métodos farmacológicos de controlo das náuseas e dos vómitos, a sua eficácia continua a enfrentar muitos desafios. Os doentes com cancro podem adiar a quimioterapia devido ao receio deste efeito secundário desagradável, abster-se de continuar o tratamento, não conseguir completar o tratamento ou ficar insatisfeitos com o seguimento do tratamento. Apesar da utilização de antieméticos, 70-80% dos doentes submetidos a quimioterapia sofrem de náuseas (15). Por outro lado, a utilização de antieméticos está associada a custos de tratamento elevados e a efeitos secundários como complicações extrapiramidais, hipotensão, cefaleias, obstipação, fadiga, tonturas, diarreia e agitação, o que tem limitado a sua utilização.

Estes efeitos secundários causam perturbações fisiológicas e electrolíticas, alterações no sistema imunitário, distúrbios nutricionais, desidratação, fadiga e até rutura esofágica e afectam a qualidade de vida dos doentes, bem como a continuação do tratamento (18, 19).

São vários os factores que podem prever o interesse crescente pela medicina complementar e alternativa, nomeadamente a insatisfação do doente com a medicina clássica e a sua inadequação, efeitos secundários e custo. A terapia com gelo baseia-se na teoria de que o frio, através da contração vascular, faz com que o muco fique menos exposto a agentes tóxicos (20-24). Assim, o frio do gelo provoca a contração vascular nas partes periféricas do trato gastrointestinal (esófago e estômago) e reduz a quantidade de agente quimioterápico que entra nessas áreas. Isto reduz a estimulação do sistema digestivo, o que diminui a estimulação do centro das náuseas e dos vómitos na medula oblonga e, por conseguinte, a gravidade das náuseas e dos vómitos. Por outro lado, os medicamentos de quimioterapia estimulam o nervo vago, que é controlado pelo sistema serotoninérgico. A serotonina sai das células enterocromafins gastrointestinais afectadas pelos quimioterápicos ou pelas lesões celulares induzidas pelos raios X. A serotonina estimula os receptores 5HT3 no nervo vago, na CTZ e na zona do vómito no quarto ventrículo. O frio, como supressor do nervo vago, pode reduzir eficazmente as náuseas induzidas pela quimioterapia (25). A ingestão adequada de líquidos antes, durante e após a quimioterapia também pode dissolver o fármaco no organismo e reduzir a estimulação dos receptores do vómito (26). As estratégias de focalização e distração têm sido utilizadas em várias abordagens terapêuticas como métodos terapêuticos, tais como intervenções de controlo da dor e da ansiedade e tratamento da náusea condicionada (27). A ansiedade pode induzir eficazmente náuseas e vómitos na quimioterapia. Por isso, a utilização de técnicas como a distração, a musicoterapia e a hipnose pode reduzir a ansiedade e, consequentemente, reduzir as náuseas e os vómitos (26).

A hortelã-pimenta é normalmente utilizada como aroma em alimentos, chá, pasta de dentes, soluções de lavagem e medicamentos. O mentol da hortelã-pimenta é um relaxante gástrico que reduz as náuseas e os vómitos através do relaxamento dos músculos do estômago e da anestesia da parede gástrica.

A hortelã-pimenta tem também um efeito sedativo. O aroma da hortelã-pimenta tem um efeito psicológico e reduz as náuseas e os vómitos (28).

Investigações recentes sugerem que, para ultrapassar os problemas causados pelo tratamento, os doentes procuram frequentemente intervenções que podem ser efectuadas fora das clínicas médicas (6). Os enfermeiros, como elemento principal da equipa de saúde, desempenham um papel importante na prevenção e redução das complicações da quimioterapia (sob a forma de prevenção primária e secundária) [15]. Neste estudo, investigamos o efeito da sucção de gelo contendo extrato de menta nas náuseas e vómitos de doentes com cancro submetidos a quimioterapia no Hospital Omid, em Mashhad, em 2015, para dar um passo no sentido de reduzir os efeitos secundários da quimioterapia e aumentar o conforto dos doentes e reduzir ao máximo a utilização de medicamentos químicos associados a efeitos secundários.

A) Objetivo geral

Determinar o efeito da sucção de gelo contendo extrato de hortelã nas náuseas e vómitos dos doentes durante a quimioterapia no hospital Omid em Mashhad em 2015

B) Objectivos específicos

Determinar o efeito da sucção de gelo contendo extrato de menta nas náuseas e vómitos durante a quimioterapia

C) Objectivos aplicados

No caso de um efeito positivo do gelo contendo extrato de menta, esta intervenção de enfermagem pode ser utilizada para reduzir as náuseas e os vómitos dos doentes durante a quimioterapia.

4. Hipóteses de investigação

• Chupar gelo com extrato de hortelã é eficaz contra as náuseas e os vómitos durante a quimioterapia.

5. Pressupostos

• É sabido que os doentes submetidos a quimioterapia sofrem alguns efeitos secundários induzidos pelo tratamento (náuseas e vómitos) que afectam a sua qualidade de vida (8).

• De acordo com a OMS, cerca de 80% da população mundial utiliza atualmente remédios à base de plantas para tratamento (18).

• Devido à eficácia limitada e aos perigos colocados pelos antieméticos comuns, uma das principais medidas de segurança é a utilização de terapias complementares e alternativas (2).

• Náuseas

• Definição teórica: A sensação psicológica de uma vontade iminente de vomitar, geralmente sentida na garganta ou na zona epigástrica (5).

• Definição prática: Refere-se à náusea que os doentes com cancro têm durante a quimioterapia e inclui a gravidade da náusea induzida pelos medicamentos de quimioterapia.

A gravidade da náusea é uma marca colocada pelo doente na escala visual analógica (EVA) com base na sua sensação. A ocorrência de náuseas refere-se à ocorrência de náuseas durante a quimioterapia pelo menos uma vez.

-Vómitos

• Definição teórica: É uma forma do trato gastrointestinal superior descarregar o seu conteúdo quando fortemente excitado.

• O vómito é um sinal óbvio que envolve a saída de alta pressão da totalidade ou de parte do conteúdo do trato gastrointestinal superior pela boca (5).

• Definição prática: Refere-se ao vómito ou à saída do conteúdo do estômago pela boca que os doentes com cancro experimentam durante a quimioterapia e inclui a frequência e a incidência de vómitos. A frequência de vómitos é o número de ocorrências durante a quimioterapia, e a incidência de vómitos refere-se à proporção de doentes que vomitam pelo menos uma vez durante a quimioterapia.

-Quimioterapia

• Definição teórica: A quimioterapia refere-se à utilização de medicamentos para destruir as células tumorais. Estes medicamentos interferem com a função e a reprodução das células (5).

• Definição prática: Doentes com cancro que estão a tomar metotrexato, adriamicina, ciclofosfamida, 5-FU para o seu regime de tratamento do cancro.

• Hortelã

• Definição: A hortelã é uma erva herbácea e perene que actua como uma planta aromática e apetecível para as perturbações digestivas (29).

• Definição prática: Refere-se a 30 pedaços de gelo cilíndrico com um volume de 1 cc, cada pedaço contendo uma gota de menta.

capítulo 2

Conhecimentos sobre investigação

Quadro concetual

O quadro concetual desta investigação baseia-se nos conceitos de cancro, cancro da mama, quimioterapia, náuseas e vómitos, gelo e extrato de hortelã-pimenta.

Cancro

Definição de cancro

O cancro não é uma doença de causa única. É um conjunto de várias causas que têm várias manifestações, tratamentos e prognósticos (26). O cancro perturba a função de um grupo de células, pelo que as células cancerígenas não só têm problemas nas suas tarefas, como também danificam outras células do corpo. As células cancerosas competem com as células do corpo para utilizar os recursos do corpo com base nos princípios da seleção natural (5).

Epidemiologia

Embora o cancro afecte todos os grupos etários, a maioria dos cancros ocorre em pessoas de meia-idade e em pessoas com mais de 65 anos de idade. A incidência do cancro nos homens é geralmente superior à das mulheres e é mais elevada nas sociedades industrializadas. Mais de 1,4 milhões de americanos são anualmente diagnosticados com cancro em diferentes partes do corpo. A seguir às doenças cardiovasculares, o cancro é a segunda principal causa de morte nos Estados Unidos (26).

Etiologia

A expansão dos nossos conhecimentos sobre os agentes cancerígenos ajudou a identificar e a evitar os agentes cancerígenos e a prevenir os cancros através da sua identificação numa fase precoce (também designada por controlo do cancro). Os objectivos são as intervenções específicas para a prevenção do cancro em pessoas em risco e os rastreios específicos para a deteção precoce do cancro (4).

Os factores que estão envolvidos no cancro incluem vírus e bactérias, factores físicos (exposição à luz solar ou à radiação, excitação ou inflamação crónica, tabagismo, etc.), químicos (cigarros, fumo, tabaco, anilina, pesticidas, etc.), factores familiares e genéticos, factores nutricionais (gordura, álcool, carne salgada, alimentos com nitratos e nitritos, carne vermelha e produtos processados, etc.) e factores hormonais (26).

Cancro da mama

É de notar que cada protocolo de quimioterapia é específico para um tipo de cancro e provoca um nível específico de náuseas. Se o tipo de cancro for diferente no estudo, é provável que existam diferentes medicamentos de quimioterapia e que a gravidade das náuseas seja diferente e que os resultados não sejam exactos. Por conseguinte, este estudo foi realizado apenas em mulheres com cancro da mama (31 e 30).

O cancro é atualmente um grande problema de saúde, e o cancro da mama é considerado um dos principais problemas de saúde das mulheres em todo o mundo (32). É o problema de saúde mais importante para as mulheres porque é o tipo de cancro mais comum e a segunda principal causa de morte por cancro entre as mulheres, a seguir ao cancro do pulmão (33). O cancro da mama é o tipo de cancro mais comum nas mulheres nos Estados Unidos e é a segunda causa mais comum de morte por cancro nas mulheres, sendo também a principal causa de morte nas mulheres entre os 40 e os 59 anos. Em 2012, foram diagnosticados nos Estados Unidos cerca de 230 000 novos casos de cancro da mama invasivo, dos quais aproximadamente 40 000 levaram à morte (34). De acordo com os relatórios mundiais sobre o cancro, a incidência do cancro da mama pode aumentar até 50% e atingir 1,5 milhões de casos por ano até 2020 (36 e 35). No Irão, o cancro da mama representa 25,06% do total de doenças malignas e é o cancro mais comum entre as mulheres (33). Estudos sugerem que a idade da doença no Irão é cerca de uma década inferior à de outros países (33).

As doentes com cancro da mama sofrem de uma vasta gama de sintomas físicos, psicológicos e sociais durante o processo de diagnóstico e tratamento (33). A quimioterapia para o cancro tem um grande impacto na qualidade de vida dos doentes, afectando o seu bem-estar físico, psicológico, social e espiritual. A quimioterapia é um método sistémico, ao contrário da radioterapia e das terapias locais. As mulheres com cancro da mama que recebem quimioterapia sofrem de efeitos secundários graves e múltiplos.

Tratamento do cancro

O primeiro objetivo do tratamento do cancro é tratá-lo completamente. Se este objetivo primário não puder ser alcançado, será substituído pelo alívio, pela melhoria dos sintomas e pela manutenção da qualidade de vida do doente (tentando aumentar a esperança de vida) (4). Os tratamentos recomendados devem basear-se em objectivos reais e acessíveis para cada tipo de cancro. A gama de objectivos terapêuticos possíveis pode incluir o tratamento completo da doença maligna, o aumento da esperança de vida e a limitação do crescimento das células cancerosas (controlo), ou o alívio dos sintomas clínicos associados à doença (alívio) (26).

Os métodos de tratamento do cancro podem ser classificados em quatro categorias: cirurgia, radioterapia (que inclui a terapia fotodinâmica), quimioterapia (que inclui a terapia hormonal e o tratamento com alvos moleculares) e terapia biológica (que inclui a imunoterapia e a terapia genética). Estes métodos são frequentemente utilizados em conjunto, e os factores envolvidos em cada grupo têm vários mecanismos de efeito.

Quimioterapia

A quimioterapia é um dos principais tratamentos atualmente utilizados para tratar o cancro. A oncologia médica é uma especialidade da medicina interna que, com a ajuda dos cirurgiões oncológicos e dos radioterapeutas, concebe as abordagens terapêuticas para os doentes com cancro. As principais competências de um oncologista são a utilização de medicamentos que têm efeitos benéficos na evolução da doença ou que têm um efeito benéfico na qualidade de vida do doente. Na quimioterapia, os agentes anti-neoplásicos são utilizados para destruir as células tumorais, interferindo nas suas funções celulares e na sua reprodução. De um modo geral, a cura definitiva de um tumor está inversamente relacionada com o volume do tumor e diretamente relacionada com a dose do medicamento (4).

Objetivo final dos medicamentos de quimioterapia

A quimioterapia pode ser utilizada para tratar o cancro ativo que é clinicamente aparente. Estes medicamentos são mais frequentemente utilizados para tratar cancros com metástases. Se o tumor estiver limitado a um local, a primeira consideração deve ser a cirurgia ou a radioterapia precoce. A quimioterapia é efectuada se os métodos acima referidos não conseguirem destruir o tumor local ou se forem utilizados como parte de uma abordagem multilateral para o tratamento de um tumor primário que seja clinicamente tópico. Nestes casos, a utilização da quimioterapia em conjunto com a radioterapia pode levar à preservação do órgão, à semelhança do que acontece nos tumores da laringe ou de outras vias aéreas superiores. A utilização deste método em conjunto com a radiação faz com que o tumor seja sensível à radiação, como é o caso dos doentes com cancro do pulmão ou do colo do útero que recebem quimioterapia e radioterapia em simultâneo. A quimioterapia pode ser utilizada como tratamento auxiliar em combinação com a cirurgia ou a radioterapia. Se não for possível um tratamento definitivo, a quimioterapia pode ser utilizada para aliviar alguns dos efeitos do tumor. No tratamento com quimioterapia, podem ser utilizadas doses "contratuais". Geralmente, estas doses causam efeitos secundários graves que são reversíveis, incluindo a supressão temporária da medula óssea com ou sem toxicidade gastrointestinal (geralmente náuseas), que pode ser facilmente tratada. A utilização de regimes de quimioterapia de dose elevada baseia-se no facto de a curva concentração-efeito de muitos medicamentos anticancerígenos ter um declive acentuado e de o aumento da dose do medicamento conduzir a um aumento dramático da sua eficácia. Naturalmente, a utilização deste método implica a aceitação de complicações que podem potencialmente ameaçar a vida do doente e requerem cuidados especiais, que se traduzem na forma de suporte de medula óssea ou de células estaminais (4).

Carnufskifoi um dos primeiros a avaliar os benefícios dos medicamentos de quimioterapia. Mediu o efeito exato dos medicamentos sobre o tamanho do tumor e utilizou estes indicadores como critérios objectivos para decidir sobre o tratamento de cada doente individualmente ou para uma avaliação mais clínica da capacidade do medicamento (4).

Estes medicamentos podem ser administrados no hospital, em centros de ambulatório ou mesmo em casa, por via tópica, oral, intravenosa, muscular, subcutânea, arterial ou na espinal medula. O método de terapia medicamentosa depende do tipo de agente, da quantidade de medicamento necessária, do tipo, da localização e da extensão do tumor a ser tratado. As directrizes adequadas para estes medicamentos são desenvolvidas pela Oncology Nursing Association (26).

Dosagem

A quantidade de medicamento de quimioterapia depende da superfície corporal total do doente, da resposta anterior do doente à radioterapia ou à quimioterapia, bem como da função dos órgãos vitais. A dosagem é definida a um nível que pode simultaneamente minimizar os efeitos nos tecidos saudáveis e minimizar o envenenamento, com a capacidade máxima de destruir as células tumorais. Para determinar a dosagem necessária, a resposta do doente ao tratamento e o seu grau de intoxicação, são efectuados vários testes laboratoriais durante ou após o tratamento.

Efeitos secundários da quimioterapia

A quimioterapia é um método importante que é atualmente utilizado para tratar o cancro. No entanto, a quimioterapia é menos tolerada pelos doentes devido aos muitos efeitos secundários e problemas que estes experimentam, e a maioria dos doentes tem relutância em continuar o tratamento. As complicações físicas e psicológicas da quimioterapia podem ser uma fonte de medo de iniciar a quimioterapia e até de resistência e incapacidade de seguir os regimes de quimioterapia. Os efeitos secundários da quimioterapia podem ser agudos ou crónicos (26). Devido à sua aplicação sistémica, a quimioterapia está associada a efeitos secundários, incluindo diarreia, tensão arterial baixa, sonolência, complicações extrapiramidais, obstipação e náuseas e vómitos. As células de crescimento rápido (incluindo o tecido intersticial, a medula óssea, o folículo piloso e os espermatozóides) são altamente susceptíveis de serem destruídas e podem afetar vários sistemas do organismo (26).

Náuseas e vómitos

As náuseas e os vómitos são os efeitos secundários mais comuns, incómodos e graves da quimioterapia. São preocupações importantes para os doentes com cancro e afectam significativa e negativamente a qualidade de vida e as actividades físicas, cognitivas, sociais e emocionais dos doentes. Se não forem devidamente controlados, levam 20% dos doentes a interromper o tratamento. As náuseas e os vómitos induzidos pela quimioterapia incluem o tipo agudo que ocorre imediatamente após a administração do medicamento e pode durar até 24 horas depois, enquanto o tipo retardado ocorre após 24 horas ou antes da administração da quimioterapia (2). O potencial de indução de náuseas dos vários fármacos de quimioterapia é diferente. Por exemplo, a mercrolatamina, a estreptozotocina, o DTIC, a cisplatina e a ciclofosfamida 1500 Mg/m>1500 são altamente nauseantes (90%) e provocam vómitos na maioria dos doentes.

O vómito é um reflexo causado pela estimulação do centro do vómito na medula oblonga. Chega ao centro do vómito a partir da parte periférica do trato gastrointestinal, do córtex cerebral e das vias. A localização do efeito dos medicamentos anti-inflamatórios é diferente. A utilização de uma combinação de medicamentos ou a utilização repetida destes medicamentos é a base do tratamento bem sucedido das náuseas e vómitos induzidos pela quimioterapia. A prescrição preventiva de medicamentos e a utilização de técnicas psicossociais estão entre as medidas mais importantes a adotar. As técnicas psicológicas incluem a manutenção de um ambiente de apoio, o aconselhamento e o relaxamento que aumentam a eficácia dos antieméticos (4).

Tratamento dos efeitos secundários

A maioria dos antieméticos são antagonistas dos receptores da serotonina e da dopamina que controlam as náuseas e os vómitos agudos. Apesar dos muitos avanços nos métodos farmacológicos de controlo das náuseas e dos vómitos, a sua eficácia continua a enfrentar muitos desafios. No entanto, 70-80% dos doentes submetidos a quimioterapia continuam a sentir náuseas, apesar da utilização de medicamentos anti-inflamatórios (14). Têm sido feitos grandes esforços para utilizar métodos de apoio, como a medicina complementar, os compostos à base de plantas, a terapia comportamental e as terapias de apoio para controlar as náuseas e os vómitos induzidos pela quimioterapia.

A utilização de antieméticos está associada a um custo elevado do tratamento e a efeitos secundários como sintomas extrapiramidais, fadiga, tonturas, diarreia e agitação, que limitaram consideravelmente a sua aplicabilidade. Os estudos demonstraram também que, embora os tratamentos contra as náuseas e os vómitos reduzam as náuseas e os vómitos, não os curam completamente; por conseguinte, recomenda-se a combinação de métodos não farmacológicos com métodos farmacêuticos para reduzir as náuseas e os vómitos induzidos pela quimioterapia.

Gelo

O gelo reduz a inflamação e o inchaço e, por conseguinte, alivia rapidamente a dor das lesões. Também evita hemorragias, cicatriza as feridas, alivia a dor causada pelas contracções e estimula os músculos. O banho de gelo e a massagem com gelo são utilizados em terapias que visam a regeneração (37).

Hortelã

A hortelã é uma planta herbácea perene. As flores têm uma vida muito curta e desprendem-se muito pouco tempo depois de crescerem. As flores crescem no início do verão. Após a primeira colheita, se o clima for favorável, as plantas voltam a florir (29). A hortelã-pimenta contém óleo volátil, que contém 30-70% de mentol e ésteres de mentol e mais de 40 outros compostos (38).

Compostos

Óleo volátil [Mentol (30-55%), Menthon (14-32%), Isomentona, 8-Cineol, α-Pineno, β-Pineno, Limoneno, Neomentol, Mentofurano]; Flavonóides; Ácidos fenólicos.

Marcas

Althadin; Caramin em pó; Carminatif; Plantagel; M.T.Z pó esterilizado; Solução não comestível de eucalipto; Gastrolan; Menta; Solução de Camalian; Comprimidos mastigáveis de Mentol Masumint; Menthazin; Gota líquida de mentol (29).

Utilizações

• A hortelã-pimenta é utilizada para tratar cólicas com inchaço, dores gastrointestinais, cólicas e espasmos estomacais, indigestão, náuseas e vómitos, enjoos matinais e menstruação dolorosa (39).

• A inalação de menta é muito útil no tratamento de constipações e infecções da garganta.

• A sua essência é utilizada em anestésicos locais para dores reumáticas, dores de dentes e dores de cabeça.

Outras utilizações na medicina tradicional

• Náuseas, vómitos, náuseas matinais, infecções respiratórias, menstruação dolorosa

• Contracetivo, antifúngico, indutor da lactação, sedativo, tratamento da inflamação dos brônquios, diarreia microbiana com sangue, diabetes, diarreia, febre, hipertensão, iterícia, dor e infeção do trato urinário

• O consumo em mães lactantes resulta na libertação do óleo essencial de ervas no leite materno e diminui o inchaço do bebé (29).

capítulo 3

Método de investigação

Método de investigação

Introdução

O objetivo geral deste estudo foi avaliar a eficácia da sucção de gelo contendo extrato de hortelã nas náuseas e vómitos durante a quimioterapia em doentes com cancro da mama. Com base na dimensão da amostra calculada, 30 doentes elegíveis foram afectados a cada grupo. A gravidade das náuseas nas doentes foi avaliada pela EVA, enquanto os vómitos foram medidos pelo número de ocorrências.

Método de investigação

Este ensaio clínico foi realizado em dois grupos e tinha como objetivo investigar o efeito da sucção de gelo contendo extrato de menta nas náuseas e vómitos dos doentes durante a quimioterapia no Hospital Omid de Mashhad, no Irão.

População estatística:

Doentes com cancro da mama que visitam o departamento de quimioterapia do Hospital Omid em Mashhad, Irão

Ambiente de investigação

O ambiente de investigação foi o departamento de hematologia e oncologia do hospital Omid. O hospital Omid é um centro de tratamento do cancro. O seu departamento de quimioterapia tem 28 camas. Os doentes com cancro visitam este centro de saúde de toda a província de Khorasan. O departamento de quimioterapia funciona como uma clínica de ambulatório.

Critérios de inclusão e exclusão:

Doente

- Fornecimento de consentimento escrito para participar na investigação.
- Mulheres com cancro da mama submetidas a quimioterapia.
- Ter um reflexo de vómito normal.
- Literacia.
- Idade de 30 a 70 anos
- Capacidade de engolir.
- Ter visão.

Critérios de exclusão:

Doente

- Falta de vontade de continuar a participar no estudo
- Ter limitações na ingestão de líquidos.
- NPO (nada pela boca).
- Ter perturbação da consciência

- Morte

Quadro de variáveis:

o w	varia ble	Scale type		Role of variable				Scienti fic and practical definition	Mea sureme nt unit
		Qu antitat ive	Q ualita tive	Ind epend ent	D epend ent	Un derlyi ng	Co nfound ing		
	Mint extract-containi ng ice		•	•				Scienti fic definition: Peppermi nt is an herbaceou s perennial plant that is used as an aromatic plant and appetizer for digestive disorders. Practic al definition: Thirty pieces of cylindrical ice in volume of 1 cc containing	Use s or does not use

								30 drops of mint (peppermi nt).	
	Naus ea	•			•			Scienti fic definition: The psycholog ical feelings of an imminent risk of vomiting, usually felt in the throat or epigastric area. Practic al Definition : The severity of nausea is based on VAS (visual analogue scale)	VA S
	Vom iting	•			•			Scienti fic	Occ urrence

								definition: Vomiting is an obvious sign that involves the high-pressure outflow of all or some of the contents of the upper gastrointe stinal tract from the mouth (5). Practic al Definition : It refers to the number and frequency of vomiting that occurs during chemother apy.	of all the items

	Age	•				•		Scientific Definition: The length of time that has passed since one's birth. Practical Definition: The age in birth certificate.	Age
	Chemotherapy regimen		•				•	Scientific definition: Chemotherapy involves the use of drugs to destroy tumor cells. These drugs disrupt the function and reproduction of the	The drug used during chemotherapy

								cell. Practical Definition: Cancer patients who use methotrexate, adriamycin, cyclophosphamide, 5-FU regimen for their cancer treatment.	
	Severity of disease		•				•	Scientific definition: The severity of the disease based on the shape of the tumor cells under the microscope, which differentiates them	Degree of severity, from grade one to grade four

								from the source cell. Practical Definition: The severity of the disease is determined by the pathologist and is included in patients' record.	
	Education		•			•		Based on a degree earned by the individual	Literacy, middle school, high school, bachelor's degree

Método de amostragem

Os sujeitos foram seleccionados utilizando o método de conveniência com base nos critérios de inclusão e exclusão.

Dimensão da amostra e método de cálculo

De acordo com estudos semelhantes, a gravidade da náusea no grupo que consumiu gelo é de 0,03. No grupo de controlo, a gravidade da náusea foi de 0,07. Com um nível de confiança de 95% e um poder de teste de 95%, o tamanho da amostra foi calculado em aproximadamente 30 pessoas por grupo, de acordo com a seguinte fórmula:

$$N=\frac{\left(Z\frac{\alpha}{2}+Z\beta\right)^2 P(1-P)}{P0-P1^2}=30$$

$$P=\frac{P0+P1}{2}$$

P0: Rácio de recuperação no grupo de intervenção

P1: Taxa de recuperação no grupo de controlo

R: O primeiro erro de tipo, que é considerado constante (0,05).

Instrumentos de recolha de dados

A taxa de náuseas foi expressa com base na EVA. É definida como uma pontuação de 0 a 10 que é especificada pelo doente. O valor 0 indica ausência de náuseas e o valor 10 refere-se às náuseas mais graves.

A taxa de vómitos é determinada pelo número de ocorrências de vómitos durante a quimioterapia.

Validade e fiabilidade

A validade e a fiabilidade da EVA para examinar as náuseas foram confirmadas num estudo realizado por Basir et al. em 2007, em Babol, com 65 mulheres nulíparas (40).

Método

Depois de obter uma referência escrita para a realização do trabalho de campo da Universidade de Ciências Médicas de Sabzevar e de a apresentar ao Hospital Universitário de Omid, que está associado à Universidade de Ciências Médicas de Mashhad, este estudo foi realizado sob a supervisão de um oncologista em doentes com cancro elegíveis que visitaram o departamento de quimioterapia durante 4 meses (30/06/2015-07/30/2015). As doentes com cancro da mama foram seleccionadas pelo método de amostragem de conveniência e divididas aleatoriamente em grupos de intervenção e de controlo. A taxa de náuseas e vómitos foi inicialmente medida utilizando a EVA e o número de ocorrências, respetivamente, em ambos os grupos (controlo e intervenção com gelo contendo extrato de menta). No grupo de controlo, para além das medidas de rotina, os doentes receberam 30 cc de água durante a quimioterapia. No final da quimioterapia, as náuseas e os vómitos foram examinados e comparados com os valores de referência. No grupo de intervenção, 30 pequenos cubos de gelo contendo extrato de menta no tamanho de 1*1 contendo 1 cc de água e uma gota de supermemet (total de 30 cc de água) foram administrados desde cinco minutos antes da quimioterapia até ao final da mesma. No final da quimioterapia, as náuseas e os vómitos foram avaliados e comparados com os valores de referência. No final, as náuseas e os vómitos foram comparados em ambos os grupos.

Método de análise de dados

Os dados foram introduzidos no SPSS. Em primeiro lugar, foi efectuada uma análise descritiva, incluindo a média e o desvio padrão. O teste do qui-quadrado foi utilizado para comparar as variáveis qualitativas entre os dois grupos e o teste t foi utilizado para comparar as variáveis quantitativas no caso de distribuição normal.

Limitações da investigação

Tendo em conta o curso da doença e as condições das doentes com cancro da mama, estas tinham um sentimento de pertença e de apropriação do ambiente e do pessoal médico, pelo que era muito complicado e difícil comunicar com elas durante os projectos de investigação. Este problema foi resolvido com a ajuda do pessoal de quimioterapia experiente. A utilização de gelo durante a quimioterapia e o seu derretimento foram outros obstáculos. Para o efeito, foram utilizados uma geleira e um frigorífico.

Considerações éticas

• Autorização do Departamento de Enfermagem e Obstetrícia e dos responsáveis do Hospital Omid para a realização da investigação

• Os sujeitos tinham total poder para interromper a cooperação com o investigador e abandonar a investigação em qualquer fase

• Os sujeitos preencheram os formulários de consentimento informado.

• Foi garantida aos participantes a confidencialidade das suas informações.

• Os objectivos, as vantagens e os inconvenientes da investigação foram explicados aos participantes.

• As 26 cláusulas do Comité de Ética encontram-se em anexo. Foi estudado e o investigador foi obrigado a cumprir as cláusulas 1-12, 14, 15, 20, 19 e 17.

Se o estudo for efectuado em seres humanos ou em amostras de tecidos ou de sangue humanos, devem ser obrigatoriamente preenchidos e especificados os seguintes pontos nas considerações éticas.

A)O formulário de consentimento do paciente deve ser preenchido e anexado.

B)A forma de proteção dos segredos dos pacientes deve ser especificada.

C)Em caso de intervenção médica ou diagnóstica, devem ser especificados os métodos diagnósticos e terapêuticos comuns, bem como a sua taxa de sucesso, complicações e benefícios.

D)Deve ser mencionado o código deontológico de 26 cláusulas relevante para o objeto da investigação.

1. É necessário obter o consentimento informado em todos os estudos efectuados em seres humanos. No caso de investigações interventivas, é necessário o consentimento informado

por escrito.

2. Os interesses da coletividade ou o progresso da ciência não podem justificar a colocação dos sujeitos em perigo irrazoável ou a limitação do exercício da sua vontade e autoridade.

3. A obtenção do consentimento esclarecido deve ser efectuada sem qualquer coação, ameaça, engano ou sedução, caso contrário o consentimento é nulo e não produz efeitos jurídicos e, em caso de danos, o investigador será responsabilizado.

4. Nos casos em que, em termos organizacionais, o investigador ocupa uma posição superior e mais eficaz do que o sujeito, a razão para selecionar o sujeito deve ser aprovada pelo Comité de Ética e o consentimento informado deve ser obtido por uma terceira pessoa.

5. Na investigação médica, tanto terapêutica como não terapêutica, o investigador deve informar o sujeito do método de execução e do objetivo da investigação, dos prováveis prejuízos, benefícios, natureza e duração da investigação, na medida em que tal seja relevante para o sujeito. As perguntas dos sujeitos devem ser respondidas.

6. Na investigação médica, devem ser tomadas as medidas necessárias antes da realização da investigação e, em caso de ocorrência, os danos anormais devem ser compensados.

7. A forma de comunicar os resultados deve respeitar os direitos materiais e espirituais do sujeito, do investigador, da investigação e da organização em causa.

8. O investigador deve declarar ao sujeito que este pode interromper a sua participação no estudo sempre que o desejar. Obviamente, em caso de desistência, o investigador deve informar o sujeito das eventuais consequências indesejáveis para o mesmo, se for caso disso, e apoiá-lo.

9. Se o investigador considerar que o fornecimento de algumas das informações ao sujeito provoca uma distorção dos resultados, a falta de fornecimento dessas informações deve ser confirmada pelo Comité de Ética. Deve ser elaborado um plano global para informar o sujeito da informação.

10. O investigador é responsável por se certificar de que o sujeito compreende a informação. O investigador também é responsável nos casos em que outra pessoa fornece as informações ao sujeito.

11. É proibida a participação do sujeito na investigação sem que lhe sejam fornecidas informações sobre a mesma, exceto se o sujeito renunciar ao direito de obter informações.

12. Nos ensaios clínicos, em que existem dois grupos de controlo e de caso, os sujeitos devem ser informados do facto de que podem ser aleatoriamente atribuídos a um dos grupos.

13. Na investigação médica, os danos devem ser inferiores aos benefícios da investigação.

14. Na investigação não terapêutica, o nível aceitável de danos não deve exceder a

quantidade de danos experimentados pelo sujeito na vida quotidiana. É necessário calcular a perda na vida quotidiana.

15.   A praticabilidade, a simplicidade, a comodidade, a rapidez, o carácter económico, etc. não podem justificar que o sujeito seja confrontado com perdas suplementares durante a investigação.

16.   Nos estudos susceptíveis de serem prejudiciais e em que os participantes são cultural ou socialmente ou financeiramente pobres, a perceção correcta dessas perdas por parte dos participantes tem de ser aprovada pelo Comité de Ética.

17.   O investigador não deve divulgar as informações do sujeito e deve considerá-las confidenciais. O investigador deve também indicar as condições de não divulgação, exceto se existirem limitações, caso em que os sujeitos devem ser previamente informados.

18.   Nos casos em que o sujeito não tenha conhecimento do tipo de medicamento utilizado no estudo, o investigador deve providenciar para que o sujeito ou o médico recebam informações sobre o medicamento, sempre que necessário.

19.   Quaisquer danos físicos ou perdas financeiras impostas ao sujeito da investigação devem ser compensados de acordo com a legislação aplicável.

20.   Os diferentes métodos de investigação não devem entrar em conflito com as normas religiosas e culturais do sujeito e da sociedade.

21.   Em igualdade de condições no processo de investigação, quer em termos do sujeito, quer em termos do método de investigação, a seleção do sujeito entre os reclusos e os grupos especiais é realizada pelo comité de ética na investigação.

22.   A participação de reclusos em estudos específicos para reclusos exige um consentimento informado por escrito.

23.   Os reclusos não devem ser considerados como sujeitos preferenciais na investigação devido a determinadas condições, incluindo a sua disponibilidade. Não podem ser excluídos dos benefícios da investigação.

24.   A participação de menores de idade, atrasados mentais, doentes com demência e doentes psiquiátricos em todos os estudos depende da obtenção de um consentimento escrito do seu responsável legal que comprove a necessidade dessa investigação. Se o sujeito não tiver demência ou sintomas psicóticos no início da investigação e desenvolver essas condições durante o estudo, o consentimento anterior é anulado e deve ser obtido um novo consentimento escrito do tutor legal. No caso de o sujeito ser menor de idade ou psicótico no início do estudo e se tornar adulto durante o mesmo, o consentimento do tutor legal é anulado, devendo ser obtido o consentimento escrito do próprio.

25.   A realização de investigação não terapêutica no feto não é permitida. No entanto, é

permitida a realização de investigação que seja do interesse do feto ou da mãe e que não afecte nenhum deles. Obviamente, é essencial obter o consentimento informado por escrito da mãe e do tutor legal do feto.

26.   A realização de investigação em fetos abortados é permitida desde que sejam respeitadas as normas legais.

Capítulo 4

Resultados da investigação

Conclusões

Este estudo teve como objetivo avaliar o efeito da sucção de gelo contendo extrato de hortelã nas náuseas e vómitos dos doentes durante a quimioterapia.

Neste capítulo, os resultados da análise são apresentados sob a forma de explicações escritas, quadros e gráficos.

Introdução:

As doentes com cancro da mama elegíveis que visitaram o departamento de oncologia do Omid hostipal em Mashhad foram seleccionadas aleatoriamente utilizando o método de amostragem de conveniência e divididas em dois grupos (controlo e intervenção com gelo contendo extrato de menta). O efeito da sucção de gelo contendo extrato de menta sobre as náuseas e os vómitos durante a quimioterapia foi investigado nestes dois grupos.

Primeira parte

Descrição do perfil geral dos sujeitos

Estado civil

No total, 68,3% dos indivíduos eram casados e 31,7% eram solteiros. A média e o desvio padrão do estado civil dos indivíduos do grupo de controlo (30 doentes) foram de 0,733 e 0,444, respetivamente, e a média e o desvio padrão do estado civil dos indivíduos do grupo de intervenção (30 doentes) foram de 0,833 e 0,490, respetivamente (Tabela 1).

Utilizando o teste do Qui-quadrado com 95% de confiança, os resultados não mostraram diferença significativa entre os dois grupos quanto ao status, indicando que os dois grupos estavam emparelhados neste aspeto (P-valor = 0,71).

Tabela 1-4: Média e desvio padrão do estado civil

Group	Mean	Standard deviation
Control	0.773	0.449
Intervention	0.833	0.490

Idade

A média e o desvio padrão da idade no grupo de controlo (30 doentes) foram de 38,7 e 7,74, respetivamente, e a média e o desvio padrão da idade no grupo de intervenção (30 doentes) foram de 41 e 8,25, respetivamente, no grupo de intervenção (Tabela 3).

Utilizando o teste T com 95% de confiança, os resultados não revelaram qualquer diferença significativa entre os dois grupos de controlo e de intervenção em termos de idade, indicando que os dois grupos estavam emparelhados a este respeito (P-value = 0,28).

Quadro 2-4: Média e desvio-padrão da idade

Group	Mean	standard deviation
Control	38.7	7.74
Intervention	41	8.25

Educação

Quadro 2-4: Educação por grupo

	Education				
Group	Literacy	Middle school	High school	Bachelor's degree	**Total**
Control	7	11	8	4	30
Intervention	11	11	6	2	30

Utilizando o teste do Qui-quadrado com 95% de confiança, os resultados não revelaram qualquer diferença significativa entre os dois grupos de controlo e de intervenção em termos de educação, indicando que os dois grupos estavam emparelhados a este respeito (P-value = 0,606).

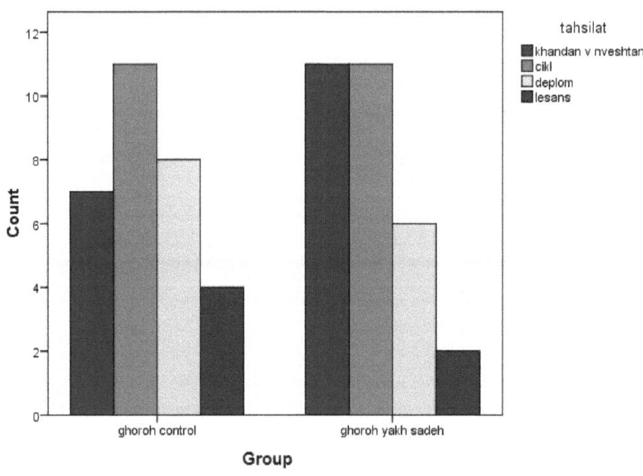

Figura 1.4. Educação por grupo

Grau de doença por grupo

Tabela 4-4: Grau de doença nos dois grupos

Group	**Disease grade** 1	2	3	4	**Total**
Control	6	13	9	2	30
Intervent ion	11	10	6	3	30
Total	17	23	15	5	60

Utilizando o teste do Qui-quadrado com 95% de confiança, os resultados não revelaram qualquer diferença significativa entre os dois grupos de controlo e de intervenção em termos de grau de doença, indicando que os dois grupos estavam emparelhados a este respeito (P-value = 0,447).

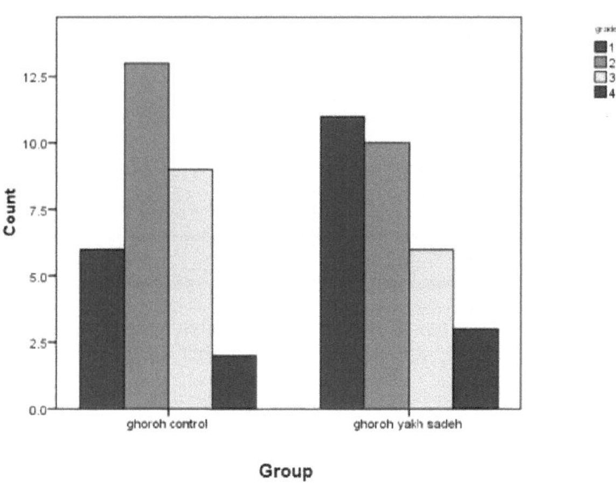

Figura 1.4. Grau de doença por grupo

Segunda parte: Principais conclusões da investigação

Conclusões inferenciais:

Estado dos doentes antes da intervenção:

Náuseas antes da intervenção:

A média e o desvio padrão da taxa de náuseas nos dois grupos são os seguintes:

Quadro 4-4: Média e desvio-padrão das náuseas antes da intervenção

Group	Mean	Standard deviation
Control	1.533	1.382
Mint ice	1.666	1.241

O teste T não mostrou uma diferença significativa na náusea entre os dois grupos (0,696).

Vómitos antes da intervenção, por grupo:

A média e o desvio padrão dos vómitos nos dois grupos são os seguintes

Quadro 4.7: Média e desvio-padrão dos vómitos antes da intervenção

Group	Mean	Standard deviation
Control	0.1	0.305
Mint ice	0.066	0.253

O teste T não mostrou uma diferença significativa nos vómitos entre os dois grupos (0,647).

Estado clínico dos doentes após a quimioterapia nos dois grupos:

Náuseas após o tratamento:

A média e o desvio padrão da náusea nos dois grupos são os seguintes:

Quadro 4-4: Média e desvio-padrão das náuseas após a intervenção

Group	Mean	Standard deviation
Control	2.9	1.787
Mint ice	1.96	1.245

De acordo com a análise de covariância, a náusea foi significativamente diferente entre os dois grupos (P-value = 0,038).

Vómitos nos dois grupos após o tratamento

A média e o desvio padrão dos vómitos nos dois grupos são os seguintes

Quadro 4-12: Média e desvio-padrão dos vómitos após a intervenção

Group	Mean	Standard deviation
Control	0.266	0.449
Mint ice	0.233	0.430

De acordo com a análise de covariância, os vómitos não foram significativamente diferentes entre os dois grupos (P-value= 0,65).

capítulo 5

³⁵

Discussão e conclusão

Discussão e conclusão

Introdução

Neste capítulo, os resultados são discutidos e comparados com os resultados dos estudos disponíveis na literatura.

O objetivo deste estudo foi avaliar o efeito da sucção de gelo contendo extrato de hortelã nas náuseas e vómitos dos doentes durante a quimioterapia no Hospital Omid em Mashhad em 2015. Os resultados mostraram que chupar gelo contendo extrato de menta durante a quimioterapia diminuiu significativamente as náuseas em comparação com o grupo de controlo. A taxa média de náuseas no grupo do gelo com extrato de menta foi de 1,96, enquanto no grupo de controlo foi de 2,9. Também não houve diferença significativa na escala de vómitos no grupo do gelo com extrato de menta em comparação com o grupo de controlo.

Numa extensa pesquisa na literatura da área, não foi encontrado nenhum estudo de intervenção que avaliasse o efeito do gelo contendo extrato de menta nas náuseas e vómitos em doentes de quimioterapia. Por conseguinte, comparamos os nossos resultados com os de outros estudos.

Tate (1997) estudou o efeito do óleo de hortelã-pimenta na náusea pós-operatória. Os resultados mostraram que a utilização de hortelã-pimenta é eficaz nas náuseas e vómitos pós-operatórios (41). Os nossos resultados são consistentes com os relatados por Tate.

Ferruggiari et al. (20 12) examinaram o efeito da aromaterapia na náusea pós-operatória em mulheres submetidas a cirurgia. Os resultados mostraram que a hortelã-pimenta e a solução salina normal tiveram efeitos semelhantes na náusea pós-operatória (42). Os nossos resultados não são consistentes com o estudo de Ferruggiari. Os grupos de doentes que foram estudados não são os mesmos nestes dois estudos, o que pode influenciar os resultados. O método de administração da hortelã também é diferente do utilizado no presente estudo.

Najafi et al. (2012) investigaram o efeito da inalação de óleo essencial de hortelã-pimenta sobre as náuseas e os vómitos após uma cirurgia abdominal. Os resultados sugeriram a ineficácia da inalação de hortelã-pimenta sobre as náuseas e os vómitos após uma cirurgia abdominal (43). Os nossos resultados não são consistentes com os relatados por Najafi. Os grupos de doentes não são os mesmos nestes dois estudos, o que pode afetar os resultados. Os tipos de doenças e o método de administração de hortelã-pimenta também são diferentes entre os dois estudos.

Pasha et al. (2012) examinaram o efeito da hortelã sobre as náuseas e os vómitos durante a gravidez. Os seus resultados mostraram a ineficácia do extrato de hortelã nas náuseas e nos vómitos durante a gravidez (44). Os nossos resultados não são consistentes com os relatados por Pasha. Esta inconsistência pode dever-se a diferenças nas causas das náuseas e dos vómitos.

Aplicação dos resultados em enfermagem

Aplicação clínica: Os nossos resultados mostram que o gelo contendo extrato de menta pode ser utilizado como parte do tratamento. Os enfermeiros podem utilizar este método para reduzir as náuseas e os vómitos durante a quimioterapia.

O gelo com extrato de menta aqui utilizado foi eficaz contra as náuseas durante a quimioterapia e diminuiu as náuseas nos doentes. Também aumentou a satisfação dos doentes. Sugere-se que o gelo contendo extrato de menta seja utilizado para a náusea condicional (antes da quimioterapia) e para a náusea retardada, bem como para outros grupos de cancro. A taxa média de vómitos foi mais baixa no grupo de intervenção (gelo de menta) do que no grupo de controlo; no entanto, a diferença não foi estatisticamente significativa, o que indica a ineficácia do gelo contendo extrato de menta sobre os vómitos. Por conseguinte, recomenda-se que os factores que afectam o vómito (dieta, ansiedade, etc.) sejam investigados e que a concentração de menta também possa ser aumentada. Recomenda-se mais investigação a este respeito.

Aplicação da investigação: Os resultados sugerem a utilização de gelo com extrato de menta como parte do tratamento. Os enfermeiros podem utilizá-lo para reduzir as náuseas durante a quimioterapia. Ao apresentar estes resultados em seminários e conferências e ao publicá-los em revistas internacionais sob a forma de artigos de investigação, outros investigadores são informados destes resultados, o que lança as bases para investigação futura.

Trabalhos futuros

É de notar que cada protocolo de quimioterapia é específico para um determinado tipo de cancro. Se os tipos de cancro estudados forem inconsistentes, é provável que sejam utilizados diferentes medicamentos de quimioterapia e que a gravidade das náuseas seja diferente, pelo que os resultados não serão exactos. Por conseguinte, este estudo foi realizado apenas em mulheres com cancro da mama. Todas as doentes deste estudo utilizaram ciclofosfamida e adriamicina, que são considerados os fármacos mais indutores de náuseas. Recomenda-se ainda que os grupos de investigação sejam equiparados em termos dos fármacos administrados.

Conclusão

Com base nos nossos resultados, recomenda-se a utilização de gelo contendo extrato de menta como um método não invasivo, simples e barato, sem efeitos secundários, juntamente com a terapia medicamentosa para melhorar as náuseas em doentes com cancro.

O gelo contendo extrato de menta foi considerado ineficaz para o vómito, o que realça a necessidade de mais investigação com amostras maiores e maior concentração de menta.

Agradecimentos

O autor gostaria de agradecer a todos os doentes, colegas e autoridades da Universidade de Ciências Médicas de Sabzevar e do Hospital Omid em Mashhad e ao pessoal do serviço de urgência de quimioterapia do Hospital Omid, bem como à minha querida família e à Sra. Mazandarani, e a todos os que nos ajudaram neste estudo.

Referência

1. Siegel R, Desantis C, Virgo K, Stein K, Mariotto A, Smith T, etal.Estatísticas relativas ao tratamento do cancro e à sobrevivência, 2012.CA CANCER J CLIN 2012;62(4):220-241.

2. Matory P,Gholamy R,Dehghan M,Vanaki Z,Shirazi M,Binaee N,et al.Eficácia das terapias complementares na redução das náuseas e vómitos induzidos pela quimioterapia em doentes com cancro da mama:revisão sistemática.CMJ NM 2014;4(2):831- 844.[Persa]

3. Organização Mundial de Saúde.Perfil dos países com doenças não transmissíveis.2011.

4. Fauci Anthony S.Harrison's principles of internal medicine. 17 ed.Teerão:Temorzadeh;2008.

5. Tughian N.The effect of Massag Therapy on chemotherapy induced Nausea and Vomitting in children with cancer[dissertation].Mashhad Iran:Univ.Mashhad University of Medical Sciences;2008.

6. Dasht bozorgi B,Husseini SM,Basak S,Latifi SM.A influência da massagem terapêutica nas complicações comuns em doentes com cancro da mama submetidos a quimioterapia.J SM 2012;11(3):253-259. [Persa]

7 .Shirley E.Oncology nursing.3 ed.London:mosby;1997.

8. Ghavam Nasiri MR,Heshmati Nabavi F,Anvari K,Habashi Zadeh A,Moradi M,Neghabi GhR,Omidvar M,Raziei HR.O efeito da educação individual e em grupo para o autocuidado na qualidade de vida de pacientes em quimioterapia: um ensaio clínico randomizado.IJ ME 2011;11(8):874-884.

9. Williams SA,Schreier AM.The effect of education in moanaging side effects in woman receiving chemotherapy for treatment of breast cancer.ONF 2004;31(1):16- 23.

10. Fatma TA,Zumrut b,Mehmet K.Quality of life and chemotherapy_related symptoms of Turkish cancer children undergoing chemotherapy.APJ CP 2013;vol14:1761-1768. [persa]

2. Carolina A,Betanzos _ Cabrera Y,Gascon Lastiri G,Rivera Marquez H,Villasis _ Keever MA,Angel VMD,et al.Palonosetron hydrocholoride is an option to prevent chemotherapy _ induced nausea and vomiting in children.MR 2008;39(6):601-606.

12. Jakobsen JN,Herrstedt J.Prevenção de náuseas e vómitos induzidos por quimioterapia em doentes idosos com cancro.JOH 2009;11(3):214-221.

13. Jordan K,Kinits I,Voigt W,Behlendorf T,Wolf HH,Schmoll HJ.Segurança e eficácia da combinação antiemética tripla do antagonista nk-1 aprepitant em quimioterapia múltipla altamente e moderadamente emetogénica.EJC 2009;45(7):1184-1187.

14. Gibson F,Face S,Hayden S,Morgan N.Nuring management of chemotherapy _ induced

nausea and vomiting in children.current prescribing and administration practice _ is it being used to its full potential?.EJON 2000;4(4):252-255.

15. Matoury P,Vanaki Z,Zare Z,Mehrzad V,Dehghan M.Investigação dos efeitos do toque terapêutico na intensidade da náusea antecipada e aguda induzida em mulheres com cancro da mama submetidas a quimioterapia em Isfahan.CMJFNM 2012;3:585- 594.[persian]

16. Bensinger W,Schubert M,Ang KK,Brizel D,Brown E,Eilers JG.NCCN Task Force Reportprevention and management of mucositis in cancer car. JNCCN 2008;6(1).

17. Wiser W,Berger A.Practical Management of Chemotherapy _ Induced Nansea and Vomiting.HJO 2005;1-11.

18. Ghanbari A,Montazeri AS, Niknami M,Atrkar Roshan Z,Sobhani A,Najafi B.Efeito da adição de gengibre ao tratamento de rotina sobre a intensidade das náuseas e vómitos induzidos pela quimioterapia em doentes com cancro encaminhados para o hospital Razi, Rasht.JAUMS 2010;10(4):352-361.

19. Nemati A,Mahdavi R,Faizi I,Nagizadeh Baghi A.O efeito da suplementação com óleo de peixe nos efeitos secundários da quimioterapia em doentes com cancro gástrico.JAUMS 2012;12(3):333-342.

20. Zohoorian Z,Badei Z,Sarraf Shirazi AR,Behnam Vashani HR.Effect of evidence based practice treatment with cryotherapy on oral mucositis in children with cancer undergoing chemotherapy.JSUMS 2011;4:250-259.

21. Heydari A,Sharifi H,Salek R.Effect of oral cryotherapy on combination chemotherapy _ induced oral mucositis:A Randomized Clinical Trial.MEJC 2012;3(2&3):55-64.

22. Alvarino _ Martin C,Sarrion _ Perez M-G.Prevenção e tratamento da mucosite oral em pacientes que recebem quimioterapia.JCED 2014;6(1):74-80.

23. Kostler W.J,Hejan M,Wenzel C,Zielinski C.C.Complicação da mucosite oral em quimioterapia e/ou radioterapia: opções de prevenção e tratamento.ACJC 2001;51:209-315.

24. Harris DJ, Eilers J, Harriman A, Cashavelly BJ, Maxwell C. Colocar as evidências em prática: intervenções baseadas em evidências para o tratamento da mucosite oral.CJON 2008;12(1):141-52.

25. Hall J.Gayton and Hall text book of medical physiology.12 ed. Teerão:Arjmand;2011.

2 6.Smeltzer S,Hinkle J,Bare B,Cheever K.Brunner & Suddarth Text book of medical _ surgical Nursing. 11 ed.Philadelphia:Williams and Wilkins 2008.

27. Wells A. Perturbações emocionais e terapia cognitiva inovadora da metacognição. 1 ed. Isfahan: Mani 2000.

28. Um estudo controlado e aleatório da eficácia da aromaterapia com hortelã-pimenta na

náusea em mulheres após a cesariana.JHN.1-14.

29. Khalighi Sigaroodi F,Jarvandi S,Taghizadeh M.Therapeutic indications of medicinal plants.1 ed.Tehran:Arjmand;2010.

3 0.Sanati F,Najafi S,Kashani Nia Z,Naseri M,Hossen Zadeh S. Ginger effects on control of chemotherapy induced nausea and vomiting.IJBD 2014;7(1):7-14.[persian]

31. Edwards QT,Palomares MR.Avaliação do risco de cancro da mama utilizando a história e modelos quantitativos nos cuidados primários.NP 2008;4(5):361-9.

32. Ashkhaneh Y,Mollazadeh J,Aflakseir A,Goudarzi MA,Homaei Shandiz F.Estudo da dificuldade na regulação da emoção como preditor da incidência e gravidade de náuseas e vómitos em doentes com cancro da mama.FMH 2015;17(2):125-130.[persa]

33. Baghaei R,Sharifi M,Mohammadpure Y,Shaykhi N.Avaliação dos efeitos do pacote educativo sobre o controlo das complicações dos agentes quimioterapêuticos nas escalas de sintomas de qualidade de vida em doentes com cancro da mama submetidas a quimioterapia. JUNMF 2013;11(9):667-679.[persian]

34. Moshfeghi K,Almasi Hashiani A,Motezaker J.A relação entre a sobre-expressão de HRE2 e a incidência de recorrência do cancro da mama.IJOGI 2014;17(100):10- 15.[persa]

35. Hosseinzadeh M,Eivazi Ziaei J,Aghajari P,Mahdavi N,Barzanje Atri S,Sahebihagh MH.Levantamento dos factores de risco modificáveis para o cancro da mama na mulher de Tabriz:Um estudo de caso _ controlo.JCRPS 2014;3(2):92-102.[persa]

3 6.Singh M,Jangra B.Association between body mass index and risk of breast cancer among females of north India.SAJC 2013;2(3):121-125.

37. Diana DB.Hidroterapia.3 ed.Calam publishing;1996.

38. Gaware V,Nagare R,Dhamak KB,Khadse AN,Kotade KB,Kashid VA,etal.Aromaterapia: arte ou ciência.IJBR 2013;4(2):74-83.

39. Meamabashi A.Efeitos instantâneos do óleo essencial de hortelã-pimenta nos parâmetros fisiológicos e no desempenho do exercício.AJP 2014;4(1):72-78.

40. Basirat Z,Moghadamnia A,Kashifard M,Sharifi-Razavi A.The effect of Ginger Biscuit on Nausea and Vomiting in Early Pregnancy.AMI 2009;1(14):51-56.

41. Tate S. Peper mint oilatreatment for postoperative nausea.Journal of Advanced Nursing 1997; 26(1):584-90.

42. Ferruggiari L, Ragione B, Rich ER, Lock K. The effect of aromatherapy on post operative nausea in women undergoing surgical procedures. Journal of Perianrsthesia Nursing 2012; 27(4):246-51.

43. Najafi B, Ghahrisarabi A, Esmaeili R, Alavi Majd H, Mojab F. Um inquérito sobre o efeito da inalação de essência de hortelã-pimenta nas náuseas e vómitos após cirurgia abdominal em doentes internados nos hospitais Besaat e Tohid em Sanandaj. Journal of Shahid Beheshti School of Nursing & Midwifery 2014; 23(83):27-32.

44. Pasha H, Behmanesh F, Mohsenzadeh F, Hajahmadi M, Moghadamnia AA. Estudo do efeito do óleo de menta nas náuseas e vómitos durante a gravidez. Jornal Médico do Crescente Vermelho Iraniano 2012; 14911:744-7.

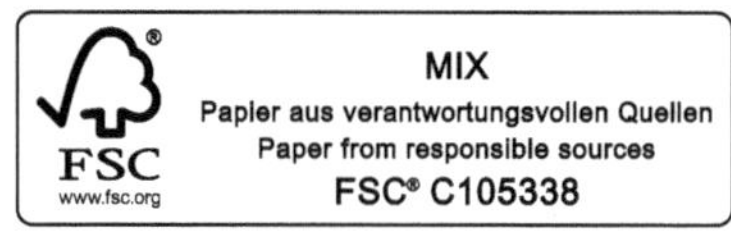

Printed by Books on Demand GmbH, Norderstedt / Germany